AF239894

Organisation und Recht des Rettungswesens

Band 2

Herausgegeben von Prof. Dr. Gerhard Nadler

Interkulturelle und ethische Aspekte in der präklinischen Behandlung von Muslimen in Deutschland

Daniel Barreau

Diplomica Verlag GmbH

Barreau, Daniel: Interkulturelle und ethische Aspekte in der präklinischen Behandlung von Muslimen in Deutschland. Organisation und Recht des Rettungswesens. Band 2, Hamburg, Diplomica Verlag GmbH 2017

Buch-ISBN: 978-3-96146-561-3
PDF-eBook-ISBN: 978-3-96146-061-8
Druck/Herstellung: Diplomica® Verlag GmbH, Hamburg, 2017

Bibliografische Information der Deutschen Nationalbibliothek:
Die Deutsche Nationalbibliothek verzeichnet diese Publikation in der Deutschen Nationalbibliografie; detaillierte bibliografische Daten sind im Internet über http://dnb.d-nb.de abrufbar.

© Diplomica Verlag GmbH
Hermannstal 119k, 22119 Hamburg
http://www.diplomica-verlag.de, Hamburg 2017
Printed in Germany

Über diesen Band

In den letzten beiden Jahren kamen etwa 2 Millionen Migranten nach Deutschland, die Mehrheit kommt aus dem arabischen und nordafrikanischen Raum. Der ganz überwiegende Teil der Migranten ist muslimisch. Dies betrifft auch den Rettungsdienst: Im Einsatzgeschehen treffen Personen aus verschiedenen Kulturen aufeinander, die oft nur wenig Kenntnisse von der anderen Kultur besitzen. Aus diesem Grund ist es dringend notwendig, dass das Personal im Rettungsdienst interkulturelle Kompetenzen erwirbt, um auch beim Zusammentreffen mit Muslimen die medizinische Versorgung kompetent und konfliktfrei gewährleisten zu können.

An diesem Punkt setzt die vorliegende Arbeit an: Sie beschäftigt sich mit verschiedenen, sowohl interkulturellen, als auch ethischen Aspekten in der präklinischen Behandlung von Muslimen in Deutschland.

Ziel ist es, Kenntnisse zur Kultur und zur Religion der Muslime zu vermitteln, da diese oftmals ein anderes Verständnis von Medizin, Gesundheit und Krankheit haben als Angehörige anderer Religionen.

Diese Kenntnisse können insbesondere helfen, Probleme in komplexen Einsatzsituationen zu lösen.

Über den Herausgeber

Herausgeber der Reihe ist Prof. Dr. Gerhard Nadler. Er hat an der Hochschule für Gesundheit & Sport, Technik & Kunst, Berlin, seit Sommersemester 2012 die Professur für „Organisation und Recht des Rettungswesens" inne.

In dieser Reihe werden wissenschaftliche Aufsätze, wissenschaftliche Studien, Abschlussarbeiten von Studierenden und Referate, gehalten auf Symposien, die im engeren oder weiteren Sinne im Kontext mit der Organisation bzw. dem Recht des Rettungswesens stehen, publiziert.

Über den Autor

Daniel Barreau, B.Sc. studierte von Wintersemester 2011/ 2012 bis Wintersemester 2015/ 2016 an der Hochschule für Gesundheit & Sport, Technik & Kunst, am Campus in München-Ismaning den Studiengang „Sanitäts- und Rettungsmedizin". Seit Wintersemester 2015/ 2016 studiert er den Masterstudiengang Medizinmanagement für Mediziner und Gesundheitswissenschaftler an der Universität Duisburg-Essen. Parallel zum Hochschulstudium absolvierte er zunächst die Ausbildung zum Rettungssanitäter, dann den ersten Teil der Ausbildung zum Rettungsassistenten.

Kontaktadresse des Herausgebers:

Email: Prof.Gerhard.Nadler@gmx.net

Briefpost: Postfach 1332, D-82003 Unterhaching

Inhaltsverzeichnis

Abbildungsverzeichnis

1. Einleitung

Die folgende Arbeit beschäftigt sich mit verschiedenen sowohl interkulturellen als auch ethischen Aspekten in der präklinischen Behandlung von Muslimen in Deutschland.

Zum besseren Verständnis dieser Arbeit ist es sinnvoll als Erstes einige Begrifflichkeiten zu definieren. Was bedeutet „Interkulturell" und „Ethik" überhaupt?

Zunächst werden diese zwei Begriffe erläutert, um häufige Missverständnisse sowohl zu vermeiden als auch zu klären, bevor sie miteinander kombiniert werden können.

Der Begriff „Interkulturell" wird definiert als…

> „…die Beziehungen zwischen verschiedenen betreffend; verschiedene Kulturen umfassend, verbindend". (1)

Der Begriff „Interkulturalität" wird definiert als das…

> „ …Bewusstsein, das für die kulturelle, sprachliche oder religiöse Verschiedenheit der Mitglieder einer Gesellschaft besonders sensibilisiert ist [und auf den Respekt bzw. die Akzeptanz der Verschiedenheit ausgerichtet ist]". (2)

Das Wort „Ethik" hat mehrere Synonyme und kann auch als „Moral", Sittlichkeit" und „Verantwortungsgefühl" bezeichnet werden, ebenso als die…

> … philosophische Disziplin oder einzelne Lehre, die das sittliche Verhalten des Menschen zum Gegenstand hat; Sittenlehre, Moralphilosophie…". (3)

Oftmals treffen im Rettungsdienst verschiedene „Kulturen" aufeinander, die voneinander kaum Kenntnisse besitzen. Solche Konfrontationen können eine

Vielzahl von Problemen mit sich führen. Dies beginnt etwa bei der Kommunikation, da Muslime häufig einen Migrationshintergrund haben und kaum bis keine Deutschkenntnisse besitzen. Als Nächstes stellt sich die Frage über den geeigneten Umgang mit in diesem Fall muslimischen Patienten. Als Beispiel ist der übliche Händedruck zu nennen, da nichtverheirateten muslimischen Frauen jeglicher Kontakt mit Männern untersagt ist. Bei dem Thema besteht sofort die Frage bezüglich der Untersuchungen von Nichtverheirateten, gerade bei gynäkologischen Notfällen. Hier entstehen sofort komplexe Einsatzsituationen, die aufgrund der steigenden Zahl an Migranten und Muslimen immer häufiger auftreten werden.

Viele Muslime haben ein völlig anderes Gesundheitsverständnis und Nutzungsverhalten von Gesundheitsdiensten. Bei strengen Muslimen steht die Gesundheit beispielsweise eng in Verbindung mit der Religion, somit sind für das Rettungsdienstpersonal Kenntnisse über ihre Religion für die Behandlung vorteilhaft. Nicht nur Kenntnisse über Religion, sondern ebenfalls Kenntnisse über ihre Kultur sind essenziell, um mit bestimmten Konfliktfeldern besser umgehen zu können.

Ziel dieser Arbeit ist es einerseits, kulturelle und religiöse Kenntnisse über Muslime zu vermitteln, da sie zum Teil eine andere Denkweise über Medizin, Gesundheit und Erkrankungen besitzen als Deutsche. Andererseits sollen mit Hilfe dieser Erkenntnisse Probleme bei komplexer Einsatzsituation gelöst werden. In Deutschland leben zurzeit mehrere Millionen von Muslimen und die Anzahl wird nicht sinken, sondern stetig wachsen. Aus diesem Grund ist es für das Rettungsdienstpersonal dringend erforderlich, interkulturelle Kompetenzen zu erlangen, um weiterhin eine gute medizinische Versorgung leisten zu können.

Zu Beginn wird die Arbeit grundsätzlich auf die Migration und den stetigen Anstieg an Flüchtlingen eingehen. Anschließend werden wichtige Aspekte über den Islam und seine Kultur in einem umfasenderen Umfang dargestellt, um ein besseres Verständnis über ihre Kultur zu erlangen. Daraufhin wird ihr allgemeines Gesundheits- und Krankheitsverständnis dargestellt. Das vorletzte Kapitel beschäftigt sich mit den einzelnen Konfliktfeldern, die im Einsatz entstehen können, und abschließend werden verschiedene Lösungsansätze angeboten, die eine idealere präklinische Behandlung ermöglichen können.

2. Migration und Gesundheit

Die Zuwanderung nach Deutschland begann in den 1950er Jahre mit den ersten Gastarbeitern aus Italien und erfuhr seitdem einen stetigen Zuwachs (siehe Abbildung 1). Anfangs wurde davon ausgegangen, dass die Zuwanderer weder auf Dauer in Deutschland bleiben noch ihre Familien mit der Zeit nachkommen würden. Als Zuwanderung werden allgemein alle Arten der Migration bezeichnet, die nicht auf Dauer angelegt sind. Einwanderung hingegen bezieht sich auf den dauerhaften Aufenthalt in einem Zuwanderungsland. (4)

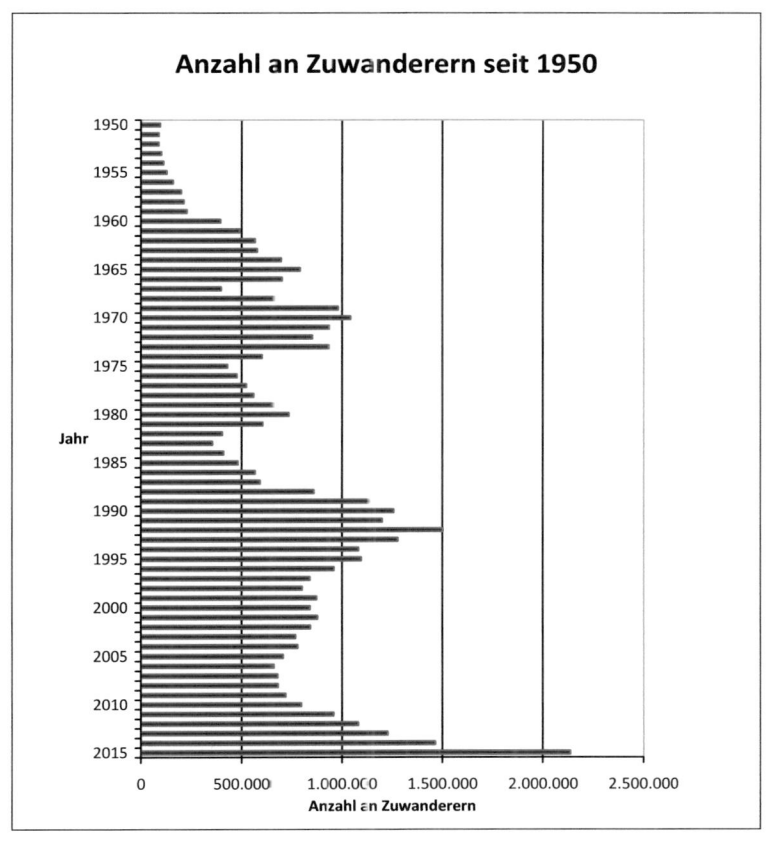

Abbildung 1: Anzahl an Zuwanderern seit 1950 (Quelle: Darstellung in Anlehnung an Statistisches Bundesamt (Hrsg.), 2015)

Im Jahr 2013 lebten rund 16,5 Millionen Menschen mit Migrations-hintergrund in Deutschland... dies entspricht einem Bevölkerungsanteil von 20,5 %. (5)

In Deutschland besaßen im Jahr 2013 rund 9,7 Millionen Menschen mit Migrationshintergrund einen deutschen Pass, davon wurden etwa 6,0 Millionen selbst in Deutschland geboren. Rund 6,8 Millionen sind nach Artikel 116 Absatz 1 des Grundgesetzes Ausländer. Derzeit liegen dem Statistischen Bundesamt keine aktuellen Zahlen vor. Die folgende Abbildung gibt an, wie die deutsche Staatsangehörigkeit erlangt werden kann.

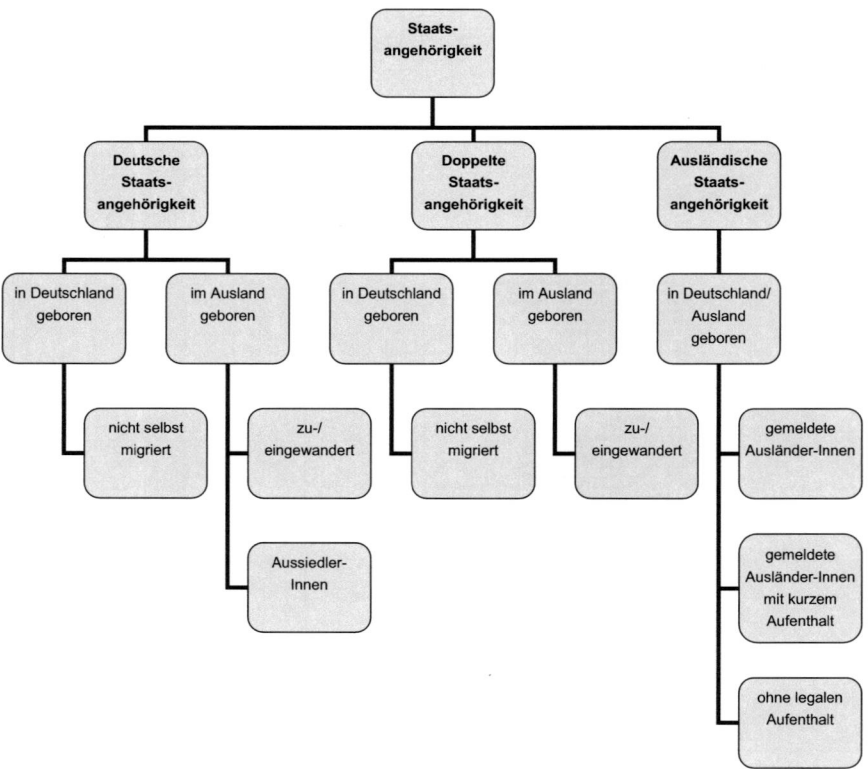

Abbildung 2: Deutsche Staatsangehörigkeit (Quelle: Darstellung in Anlehnung an Robert Koch Institut (Hrsg.), 2008)

Mit dem Zuwachs an Zuwanderern, ist ebenfalls die Anzahl an Asylanträgen gestiegen. (Abbildung 3).

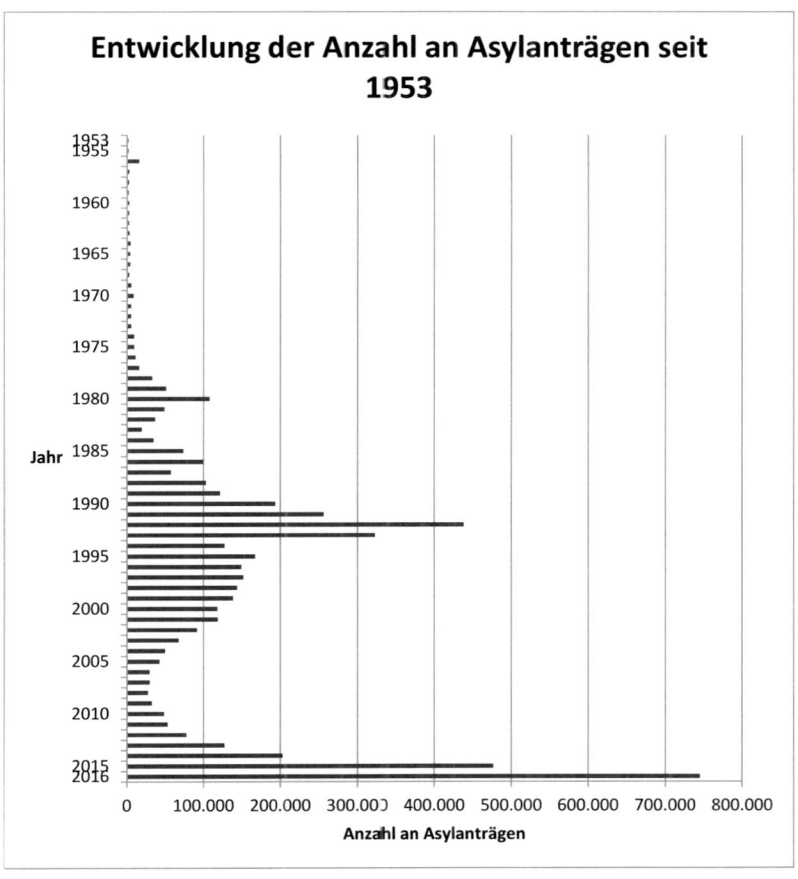

Abbildung 3: Entwicklung der Anzahl an Asylanträgen seit 1953 (Quelle: Darstellung in Anlehnung an Bundesamt für Migration und Flüchtlinge (Hrsg.), 2016)

Für diesen Zuwachs sind verschiedene Ursachen verantwortlich. Bürgerkriege, Katastrophen und vieles mehr zwingen jährlich Millionen von Menschen ihr Heimatland zu verlassen und auszuwandern. Abbildung 4 zeigt an, aus welchen Ländern zurzeit die meisten Asylanträge kommen. (6)

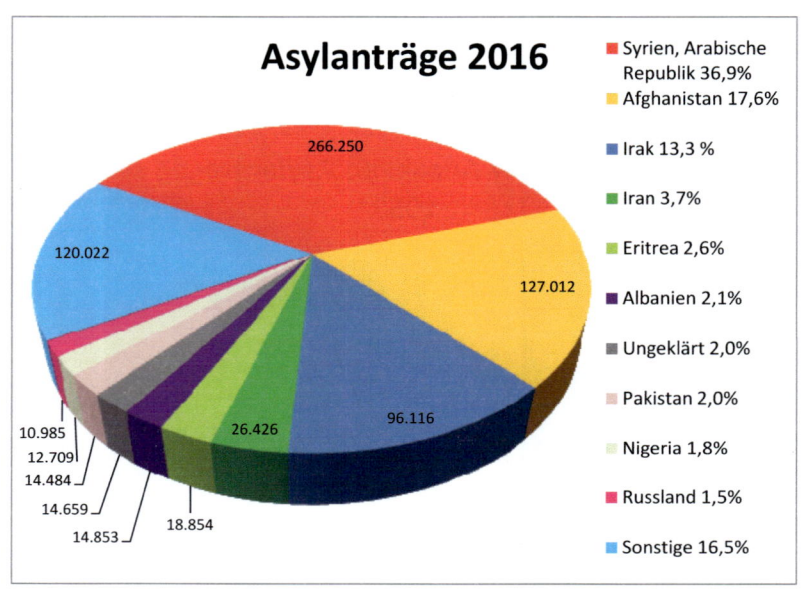

Abbildung 4: Haupterkunftsländer der Asylanträge 2016 in Deutschland (Quelle: Darstellung in Anlehnung an Bundesamt für Migration und Flüchtlinge (Hrsg.), 2016)

Die meisten Anträge kommen von Syrern, Irakern und Afghanen, die in der Regel Muslime sind.

In Europa lebten bis 2006 ca. 14 Millionen Muslime, davon rund 3 Millionen in Deutschland. Durch den stetigen Zuwachs an Einwanderern und Flüchtlingen erhöht sich somit auch automatisch die Anzahl an Muslimen. Nicht zu vergessen sind diejenigen, die ohne Papiere nach Deutschland einreisen und eingereist sind und nicht mit einberechnet wurden. (7) Somit steigt auch die potenzielle Anzahl an Notfallpatienten für den Rettungsdienst. Aktuell liegen keine genauen Zahlen zu Muslimen in Europa oder Deutschland vor.

Abbildung 5 zeigt eine Tabelle mit der Anzahl von Rettungsdiensteinsätzen in Deutschland im Jahr 2013. In dieser wurden Menschen mit Migrationshintergrund in mit deutscher und ohne deutscher Angehörigkeit unterteilt. Die Tabelle ist ein Beweis dafür, dass die Anzahl an Rettungsdiensteinsätzen mit Migrationshintergrund nicht wenig und nicht zu unterschätzen ist. Gleichzeitig zeigen die vorherigen Zahlen, dass das Rettungsdienstpersonal mit der Zeit immer öfter mit muslimischen und nicht deutschsprachigen Patienten in Kontakt kommen wird.

	Gesamtbevölkerung: 81.753.000		Menschen mit Migrationshintergrund	
			Mit deutscher Staatsangehörigkeit: 19,6%	Ohne deutsche Staatsangehörigkeit: 8,8%
Gesamteinsätze Rettungsdienst: Ca. 11.400.000	Notfall-einsätze: 6.942.934	Mit Notarzt: 3.402.038	664.228 Einsätze	299.239 Einsätze
		Ohne Notarzt: 3.540.896	691.339 Einsätze	311.453 Einsätze
	Kranken-transporte:	7.226.319	1.410.896 Einsätze	635.619 Einsätze
eingehende Notrufe inkl. Anforderungen von KTP in den Rettungsleitstellen: - **täglich 35.000** - **wöchentlich 225.000** - **jährlich 11.700.000**	Montag – Freitag	ca. 175.000 Anrufe	ca. 34.167 Anrufe	ca. 15.392 Anrufe
	Samstag	ca. 26.000 Anrufe	ca. 5.076 Anrufe	ca. 15.392 Anrufe
	Sonntag	ca. 24.000 Anrufe	ca. 4. 685 Anrufe	ca. 2.286 Anrufe
	wöchentlich	ca. 225.000 Anrufe	ca. 43.928 Anrufe	ca. 19.789 Anrufe
	jährlich	ca. 11.700.000 Anrufe	ca. 2.284.256 Anrufe	ca. 1.029.028 Anrufe

Abbildung 5: Einsätze des Rettungsdienstes (Quelle: Darstellung in Anlehnung an Machado, 2013)

3. Der Islam

Das folgende Kapitel wird sich mit der Geschichte und dem Ursprung des Islams, dessen Glaubensprinzipien und Grundpflichten beschäftigen, damit ein besseres Verständnis über die zu Grunde liegende Kultur und dem daraus resultierenden Handeln entstehen kann.

3.1 Allgemeines zum Islam

Der muslimische Teil der Weltbevölkerung beläuft sich auf 1,5 Milliarden Menschen. Dies entspricht ca. einem Fünftel der Weltbevölkerung und stellt von der Anhängerzahl nach dem Christentum, die zweitgrößte Religion dar. (8)

Der Islam, wörtlich übersetzt „Hingabe zu Gott", ist eine monotheistische Religion, die im 7. Jahrhundert durch den Propheten Mohammed verkündet wurde. Sie gehört zusammen mit dem Judentum und dem Christentum zu den drei abrahamitischen Religionen. Das Wort „Islam" bezeichnet lediglich den Namen der Religion, wohingegen der Begriff „Muslim" diejenigen bezeichnet, die sich Gott und anderen voll und ganz in Frieden hingeben. In Deutschland werden anstelle der Bezeichnung „Muslim" häufig auch die Begriffe Moslem, Musulmane oder Mohammedaner verwendet, letzterer jedoch wird von Muslimen weniger akzeptiert, da sie nicht Mohammed sondern Gott anbeten.

Aus dem Islam entstanden ebenfalls mehrere Gruppen, die sich weltweit etabliert haben. Was beim Christentum die Katholiken und Protestanten sind, stellen beim Islam die Sunniten mit ca. 90% und Schiiten mit ca. 10% dar, welche zu den größten Gruppierungen gehören.

Der Islam unterscheidet sich zum Christentum in vielerlei Hinsicht. Im Islam sind weder Taufen, kirchenähnliche Institutionen noch Vermittler zwischen Gott und Menschen, die höher oder anders stehen als der normale Mensch, zu finden. Der Prophet Mohammed wurde als einfacher und normaler Mensch angesehen, der lediglich eine Botschaft Gottes übermittelte. Er stand über niemandem, sondern wurde als einer von ihnen angesehen. Ein weiterer Unterschied liegt in der Rolle des Islams bezogen auf das alltägliche Leben. Dieser umfasst sämtliche Lebensbereiche vom Privatleben, ob nun Sexualbereich oder Familie, bis hin zum Arbeitsleben. Es findet nirgends eine Trennung statt, sondern die Religion gehört automatisch dazu. Somit beeinflusst der Islam sämtliche Entscheidungen und Handlungen im Leben eines Muslims. (9) Inwiefern und auf welche Art und Weise der Alltag beeinflusst wird, ist in zwei Quellen niedergeschrieben, dem Koran und der Sunna, wobei der Koran die wichtigste Quelle darstellt. Der Koran bzw. „qur´an" kann wörtlich als „Rezitation" oder „Vortrag" übersetzt werden und wird nur auf Arabisch „rezitiert". Er entstand durch mehrere mündliche Überlieferungen und Offenbarungen an verschiedene Propheten durch den Erzengel Gabriel, jedoch gilt Mohammed die meiste Aufmerksamkeit, da er der Letzte war und ihm seine Vollständigkeit gab. Die endgültig schriftlich niedergelegte Offenbarung wurde aufgrund seines eigenen frühen Todes durch Mohammeds dritten Nachfolger vollendet. (10) Insgesamt besteht der Koran aus 114 Suren mit unterschiedlich vielen Versen. Alle Handlungen, die ein Muslim darf oder nicht darf, werden in dieser heiligen Schrift vorgeschrieben. (11)

3.2 Islamische Glaubensprinzipien

„Die islamischen Glaubensprinzipien werden von den religiösen Muslimen als Dogmen wahrgenommen, da diese sich aus dem Koran und der Sunna des Propheten ableiten lassen…," (12)

… von denen es insgesamt sechs Stück gibt.

3.2.1 Der Glaube an Gott

Wie oben bereits beschrieben, handelt es sich bei dem Islam um eine monotheistische Religion. Das wichtigste Prinzip im Islam besteht im Glauben an den einen Gott. Dies wird bei der wörtlichen Übersetzung des Begriffs „Allah" als „Der Gott" deutlich. Laut dem Koran gibt es keinen anderen Gott, da er einzigartig, allwissend, barmherzig und von sich selbst geschaffen wurde.

3.2.2 Der Glaube an die Engel

Im Islam ist von mehreren Engeln die Rede, von denen drei eine besondere Bedeutung zuteilwird, der Erzengel Gabriel, Israfil und Izrail. Gabriel wurde dafür bekannt, dass er Mohammed die Offenbarung Gottes verkündet haben soll, Israfil als Ankündiger des Tags des Jüngsten Gerichts und zum Schluss Izrail, als sogenannter Todesengel. (13)

3.2.3 Der Glaube an die heiligen Bücher

Der Koran stellt neben der Thora und dem Evangelium eines der drei heiligen Bücher bzw. Offenbarungen dar. Zeitlich betrachtet ist der Koran das dritte und auch abschließende Buch, welches sich auf die zwei anderen bezieht.

3.2.4 Der Glaube an die Propheten

Allgemein basiert der Islam auf Offenbarungen durch verschiedene Propheten, wovon Mohammed eine wesentliche Rolle spielt.

„Die Sendung dieser Propheten hat stets denselben Zweck: Sie sollen den Menschen, die immer wieder dem Götzendienst verfallen, den wahren, einen Gott und dessen Gesetz verkünden." (14)

3.2.5 Der Glaube an das Jenseits

Der Glaube an ein Leben nach dem Tod ähnelt dem des Christentums. Je nach den vollendeten Taten im Leben, werden die Toten entweder mit dem Paradies belohnt oder mit der Hölle bestraft. Der Tod ist somit der Übergang zum nächsten Leben.

3.2.6 Der Glaube an das Schicksal

Jedes Geschehen ist vom Schicksal bestimmt worden. Gott entscheidet und lenkt alle Handlungen des Menschen, dementsprechend gibt es im Leben eines Muslims keine Zufälle. Jedoch widerspricht sich das Ganze, da im Koran festgelegt wird, dass der Mensch ebenfalls eine gewisse Handlungs- und Willensfreiheit besitzt.

Heutzutage besteht die Meinung, dass Gott dem Menschen eine gewisse Handlungsfreiheit lässt und derjenige die Verantwortung für sein Handeln trägt. Somit besteht die Möglichkeit nach dem Tod für das jeweilige Handeln entweder bestraft oder belohnt zu werden. (15)

3.3 Die fünf Säulen des Islams

Der Prophet Mohammed verkündigte fünf Schwerpunkte, an die sich Muslime halten müssen, wenn sie sich dem Islam bekennen. Diese Schwerpunkte werden auch als „die fünf Säulen des Islams" bezeichnet.

3.3.1 Die Glaubensbezeugung

Der entscheidendste Punkt, um sich als Muslim bezeichnen zu können, besteht im Glauben an den einen und wahren Gott und in der Bezeugung des einen und wahren Gottes mit all seinen Offenbarungen.

3.3.2 Das Pflichtgebet

Das Pflichtgebet ist ein Muss für jeden Muslim. Es muss insgesamt fünfmal zu unterschiedlichen Tageszeiten durchgeführt werden: vor Sonnenaufgang, zu Mittag, am Nachmittag, vor Sonnenuntergang und in der Nacht. Für die Verrichtung der Gebete müssen sie sich an die folgenden sechs Punkte halten: Beachtung der Gebetszeit, der Beseitigung von rituellen Unreinheiten, die Beseitigung von unreinen Substanzen am eigenem Leib durch sorgfältiges Waschen mit fließendem Wasser, die Bedeckung des Intimbereichs, besonders bei Frauen, die Beachtung der richtigen Gebetsrichtung und für die allgemeine Absicht zu beten.

Das Reinigen des gesamten Körpers vor jedem Pflichtgebet steht sowohl im Koran als auch in der Sunna und dient als Wiederherstellung der Reinheit des Körpers, beispielsweise beschmutzt durch Menstruation oder Geschlechtsverkehr. Die Gebete finden in bestimmten Gebetshaltungen statt und beinhalten festgelegte Texte. Neben Pflichtgebeten gibt es noch weitere Gebete wie zum Beispiel die notwendigen Gebete, die Sunna-Gebete und die freiwilligen bzw. belohnenden Gebete.

3.3.3 Die Sozialabgabe

Jeder einzelne, der nach dem Abzug der Lebenserhaltungskosten noch „Reichtum" besitzt, muss einen gewissen Anteil abgeben. Der dahinterstehende Sinn bezieht sich auf die Tatsache, dass alles was dem Menschen gehört, in Wirklichkeit Gottes Eigentum ist, welches ebenfalls mit Armen, beispielsweise Obdachlosen oder in Not geratenen Reisenden, geteilt werden soll. Der Anteil der Abgabe besteht in der Größe des Reichtums und kann entweder persönlich oder über eine Institution verrichtet werden.

3.3.4 Das Fasten

Das Fasten ist die vierte Säule des Islams. Es steht für die Enthaltsamkeit jeglicher Genussmittel, sowohl der allgemeinen Nahrungs- und Getränkeaufnahme als auch des Geschlechtsverkehrs, während des neunten Monats von Sonnenaufgang bis zum Sonnenuntergang. Der neunte Monat wird auch als Monat Ramadan bezeichnet und hat entweder 29 oder 30 Tage. Dies wird je nach Jahr mithilfe des islamischen Mondkalenders festgelegt. Im Unterschied zum Sonnenkalender ist dieser etwa 10 bis 11 Tage kürzer, weswegen sich der Ramadan jedes Jahr nach vorne verschiebt.

Das Wort Ramadan kommt aus dem arabischen und wird unterschiedlich definiert. Im Duden steht Ramadan für „der heiße Monat". Eine Variante stellt Ramadan als das Brennen im Magen aufgrund des Hungers dar, eine andere hingegen als das Ausbrennen der Sünden wie der Boden durch die Hitze, damit der Geist und die Seele empfänglicher für die Anbetungen Gottes werden, so wie Sand und Stein es für die Hitze der Sonne sind.

Fasten muss jeder Muslim, der geistig gesund und aus der Pubertät heraus ist. Frauen während ihrer Menstruation, Kranke, Schwache oder Muslime, die anstrengende Leistungen erbringen müssen, zum Beispiel während der Zeit der Fußballweltmeisterschaft 2014, oder Reisende werden davon befreit, müssen es jedoch nachholen. (16)

Ziel des Ramadan ist es für Muslime, sich…

> „… neu zu orientieren, ihre physischen und geistiges Veranlagungen zu vervollkommnen und ihr Verhalten zu korrigieren." (17)

3.3.5 Die Pilgerfahrt

Die Pilgerfahrt nach Mekka ist eine Verpflichtung jeden Muslims, die er einmal im Leben gemacht haben muss. Ausnahmen bilden arme Muslime, die es sich nicht leisten können, oder ihre Angehörigen nicht zu Hause unversorgt lassen können. Auch Kranke und Schwache, die nicht zu einer solchen Reise fähig sind, werden von der Verpflichtung ausgenommen.

Die Pilgerfahrt besteht einerseits aus erhöhter körperlicher Tätigkeit, da jeden Tag viel gewandert werden muss, um das Ziel zu erreichen, andererseits aus vielen Gebeten, die tagtäglich durchgeführt werden müssen. Ziel der ganzen Reise ist es, vor Gott zu stehen und ihm seine tiefste Ergebenheit und seinen Gehorsam zu versichern. Dabei tragen alle Männer ein aus zwei Tüchern bestehendes Gewand und Frauen gewöhnliche Kleider ohne Kopfbedeckung, um auf einer Ebene vor Gott zu stehen. (18)

4. Allgemeines zum Gesundheits- und Krankheitsverständnis von Muslimen

„In Deutschland ist die Gesundheitsversorgung vor allem auf ein naturwissenschaftlich fundiertes, medizinisches Wissen aufgebaut." (19)

Aus religiösen und kulturellen Gründen besitzen Muslime ein völlig anderes Gesundheits- bzw. auch Krankheitsverständnis als Christen oder andere.

Das folgende Kapitel wird sich mit den wichtigsten Themen und Unterschieden beschäftigen.

4.1 Verständnis von Gesundheit und Krankheit

Wie oben bereits beschrieben, gilt in Deutschland ein anderes Verständnis von Gesundheit, welches auf medizinischem Wissen basiert. Im Islam steht das Thema Gesundheit eng in Verbindung mit Religion und weniger mit Wissen und allgemeinen Kenntnissen über Körper und Krankheiten. (20) Der Körper des Menschen ist nicht sein Eigentum, sondern nur sein „Gut", mit dem er sorgfältig umgehen muss, da er lediglich die Verantwortung dafür trägt. Aus diesem Grund ist er verpflichtet auf seine Gesundheit zu achten. Hygienische Maßnahmen oder die Wiederherstellung des Körpers gehören zu seinen Pflichten. Sorgloser Umgang wird dementsprechend bestraft. (21) Jegliche Probleme oder Beschwerden, die entstehen, werden als „Strafe Gottes" oder als Folge des „Bösen Blickes" angesehen und weniger als Erkrankungen. Häufig werden sie auch als Prüfung Gottes wahrgenommen. Dies betrifft hauptsächlich diejenigen, die allgemein über ein schwach ausgeprägtes bis gar kein medizinisches Wissen besitzen, ebenso wenig wie über Kenntnisse der Vorgänge im menschlichen Körper. „Probleme" werden somit auch ganz anders gehandhabt als bei Nicht-Muslimen. Sie werden nicht als individuelle, sondern als kollektive Probleme angesehen, die nicht nur den Einzelnen, sondern die gesamte Familie bis hin zum gesamten Freundeskreis betreffen. Der Sinn besteht nicht nur darin, das Leid zu teilen, sondern ebenfalls einen gemeinsamen Lösungsansatz zu finden, gerade dann, wenn die Beschwerden als Prüfung wahrgenommen werden. Der Erkrankte steht somit im Mittelpunkt, dessen Familie ist verpflichtet ihm beizustehen. Durch die viele Aufmerksamkeit, der Menge an Kontakt und der daraus resultierenden Körperwärme soll der Erkrankte wieder genesen können. Dies führt im Krankenhaus wiederum zu einem großen Problem. Intensiver Familienbesuch, das Nichteinhalten von Besuchszeiten, die hohe Lautstärke, welche andere Patienten und Besucher belästigen und meistens mit Verständigungsproblemen verbunden sind, führen zu erschwerten Bedingungen für das Klinikpersonal in Deutschland. Im Falle von Infektionskrankheiten, wenn muslimische Patienten isoliert werden müssen, wird das Ganze umso problematischer. (22) Im Rettungsdienst sind diese Komplikationen ebenfalls vorzufinden. Diese werden in einem späteren Kapitel behandelt.

Ein weiterer deutlicher Unterschied stellt die Schmerz- und Beschwerdewahrnehmung dar. Patienten mit Migrationshintergrund geben bei denselben Erkrankungen laut Schmerzskala höhere Werte an als Patienten ohne Migrationshintergrund. Die höheren Werte oder auch fehlerhaften Lokalisationen der Schmerzen können zu Missverständnissen in der Arzt-Patienten-Beziehung und somit auch zu Fehlbehandlungen führen. Gerade im Rettungsdienst, wenn es im Notfall schnell gehen muss, kann dies zu falschen Diagnosen und zu Fehlentscheidungen führen. Oftmals ist nicht mehr zu unterscheiden, ob es sich um einen physischen Notfall oder eine psychische bzw. psychosomatische Erkrankung handelt. (23)

4.2 Medizin zwischen Religion und Gesundheit

Unter allen Lebewesen steht der Mensch nach islamischem Glauben über allem und stellt den sogenannten „Khalifa", den Statthalter Gottes, dar. Er wurde unter genauen Vorgaben und mit vielen Fähigkeiten von ihm versehen und erschaffen. Diese Gestalt wird dem Menschen lediglich zur Verfügung gestellt, gehört aber stets Gott. Wie bereits beschrieben, steht jedem Menschen ein freies Handeln zu, wofür er jedoch die Verantwortung trägt. Das Thema Gesundheit spielt in diesem Fall eine entscheidende Rolle. Die Gesundheit ist nach dem Koran eines von fünf elementaren Gütern, das um jeden Preis geschützt werden muss. Geht ein Muslim sorglos mit seinem Körper um, wird er im Jenseits dafür büßen müssen. Die weiteren Güter stellen der Verstand, die Nachkommenschaft, die Religion und das Eigentum dar. Die Gesundheit ist das Wichtigste von allen, da eine gesunde Verfassung notwendig ist, um alle Pflichten von Muslimen durchführen zu können. Somit wird die Medizin als wichtigste Fähigkeit oder Kunst angesehen. Dies stellt im gesundheitlichen

Bereich einen weiteren Konflikt dar, zum Beispiel im Bereich der Palliativmedizin oder der Sterbehilfe. In der Notfallmedizin spielt es oftmals eine Rolle bei reanimationspflichtigen Personen. Irgendwann steht die Frage im Raum, ob abgebrochen wird oder nicht. Stehen zu diesem Zeitpunkt viele Verwandte um einen herum, die verlangen alles Mögliche zu tun, gerät das medizinische Fachpersonal in eine Konfliktsituation. (24)

4.3 Nutzungsverhalten von Gesundheitsleistungen

Migranten, hauptsächlich Muslime, nehmen medizinische Dienstleistungen in Deutschland auf andere Art und Weise in Anspruch als Menschen ohne Migrationshintergrund. Sogenannte „Rettungsstellen", also Notaufnahme/ -ambulanzen und der Rettungsdienst werden eher in Betracht gezogen als normale Hausarztbesuche. Ein weiterer Unterschied liegt in der Tageszeit, in der diese in Anspruch genommen werden. Während es bei Menschen ohne Migrationshintergrund eher morgens oder nachmittags nach der Arbeit der Fall ist, ersuchen Muslime medizinische Hilfe häufiger während Abend- oder Nachtstunden und eher am Wochenende. Ebenfalls ist ein häufiger Arztwechsel, gerade bei Frauen aufgrund von unfreundlichem Umgang oder gar aus Diskriminierung vorzufinden, wobei dies bei Deutschen eher aufgrund von Umzügen der Fall ist.

Ein weiterer Unterschied liegt in der pflegerischen Versorgung. Ältere Patienten muslimischen Hintergrunds sind eher in Familien und weniger in Pflegeheimen vorzufinden, was wiederum den Rettungsdienst im Falle von Notfällen betrifft. Zu Hause werden Notfallpatienten von vielen Menschen umgeben, die häufig die deutsche Sprache nicht beherrschen. Der Hauptgrund für die häuslich-pflegerische und ambulante Versorgung liegt einerseits häufig im Mangel von Kenntnissen über das Gesundheitssystem in Deutschland und dem Mangel an Aufklärung, gerade in beispielsweise türkischer Sprache, andererseits aber auch, da es zu ihren religiösen Pflichten gehört, für ihre Kranken und Schwachen zu sorgen. Hier deutet sich bereits das nächste Problem - die Kommunikation - an, welche in einem weiteren Kapitel behandelt wird. (25)

4.4 Die Rolle des Heilers

In Deutschland kaum bekannt ist der sogenannte „Heiler". Im Islam ist er eine wichtige Schlüsselfigur im Bereich von gerade solchen Erkrankungen, die mithilfe der Wissenschaft nicht erklärbar sind, beispielsweise psychiatrische Erkrankungen, oder bei Krankheiten, die nicht heilbar sind, wie etwa Krebserkrankungen. Es gibt hier verschiedene Möglichkeiten, wann er zum Einsatz kommen kann. Zum einen wenn alle Hilfsmittel, beispielsweise Chemotherapien, ausgeschöpft sind, oder zum anderen wenn diejenigen, die nicht an die Wissenschaft und Ärzte glauben und diese erst im allerletzten Moment konsultieren. Letzteres spielt für den Rettungsdienst wiederum eine Rolle, da er meistens erst dann gerufen wird, wenn nichts mehr hilft. Eine weitere Möglichkeit besteht in der Unterstützung der bestehenden Behandlung.

Der Heiler, auf Arabisch „Hoca" genannt, nutzt mehrere Methoden zur Heilung. Zum einen schreibt er auf einen kleinen Zettel einzelne Verse des Korans auf, den der Patient während seiner Erkrankung stets bei sich tragen muss. Zum anderen nutzt er bestimmte Heilkräuter, die er verkauft oder verschreibt.

Allgemein genießt der Heiler bei älteren Muslimen ein großes Vertrauen, bei den jüngeren hingegen wird er häufig als „Scharlatan" bezeichnet.

Im Bereich der Notfallmedizin kann der Heiler eine potentielle Gefahr darstellen, da er weder eine theologische Ausbildung noch fundiertes medizinisches Wissen besitzt. Gerade bei Diabetes, sollte er dort süßliche Heilmittel nutzen, könnte es zu Nebenwirkungen bis hin zu ernsthaften Schäden kommen. Aus diesem Grund sollte von Seiten der Sanitäter idealerweise daran gedacht werden nachzufragen, ob ein Heiler konsultiert wurde und ob etwas bereits verabreicht worden ist. Solche kleinen Details können eine enorme Wirkung auf die Gesundheit des Menschen haben, zudem kaum medizinisches Fachpersonal Kenntnisse über die Existenz und Rolle des Heilers besitzt. Sie sind zwar nicht häufig vorzufinden und solche Situationen oder Komplikationen ebenso wenig, jedoch ist es von Vorteil, wenn darüber Kenntnisse vorhanden sind. (26)

5. Konfliktfelder

In der alltäglichen Praxis sind viele unterschiedliche Konfliktfelder vorzufinden, die sowohl eine optimale medizinische Behandlung als auch einen sorgfältigen menschlichen Umgang mit muslimischen Patienten erschweren können. Es beginnt bei der automatischen Kategorisierung eines Menschen, bis hin zu seiner Intimität und seinem Schamgefühl, das gerade bei gynäkologischen Notfällen ein heikles Thema ist. Ein weiteres Konfliktfeld ist im Bereich der Kommunikation zu finden, da häufig Sprachbarrieren vorhanden sind.

5.1 Kulturstandards und Kategorisierung

Als Kulturstandards werden bezeichnet...

„[…] alle Arten des Wahrnehmens, Denkens, Wertens und Handelns […], die von der Mehrzahl der Mitglieder einer bestimmten Kultur für sich persönlich und andere als normal, selbstverständlich, typisch und verbindlich angesehen werden. Eigenes und fremdes Handeln wird auf der Grundlage dieser Kulturstandards beurteilt und reguliert." (27)

Betrachtet man die obige Definition, wäre Pünktlichkeit ein Beispiel für einen deutschen Kulturstandard. Der Deutsche ist im Ausland dafür bekannt, in den meisten Situationen pünktlich zu erscheinen. Ebenso gilt häufig das Klischee des deutschen, der eine Lederhose trägt und Bier trinkt, jedoch trifft dies nicht auf jeden einzelnen Deutschen zu. Das Gleiche gilt für den Franzosen, der immer eine Baskenmütze trägt, Baguette unter dem Arm hält, Käse isst und Wein trinkt oder ein Italiener, dessen Leben nur aus Pizza und Pasta besteht. Der Mensch neigt immer dazu, Eigenschaften eines Einzelnen auf die Gesamtheit zu übertragen. Zu einem Problem wird es erst, wenn er anfängt, einen Menschen zu Unrecht aufgrund seiner Herkunft in eine Schublade zu stecken. Dies bezeichnet der Sozialpsychologe als Kategorisierung. Bezogen auf den Rettungsdienst gibt es oft Situationen, in denen Rettungsdienstmitarbeiter nicht mit einem Patienten zurechtkommen oder es gar Auseinandersetzungen gibt. Führt ein Einsatz in ein subsoziales Milieu, in dem bereits, möglicherweise aus eigener Erfahrung, erwartet wird, dass es Ärger gäbe, könnte der Rettungsdienstmitarbeiter von Vorurteilen gelenkt handeln. Diese Vorurteile wieder loszuwerden, auch Rekategorisierung genannt, ist ein schwerer Mechanismus, der viel Zeit und Kraft erfordert. Dieses Problem ist häufig bei ausländischen bzw. muslimischen Patienten zu finden. Der Punkt Erfahrung ist in diesem Fall essenziell. Wurden bereits schlechte Erfahrungen gemacht, entstehen sofort Vorurteile, die beim nächsten Einsatz möglicherweise im Weg stehen würden. Fand bereits eine Auseinandersetzung mit beispielsweise einer türkischstämmigen Person, im Einsatz oder außerhalb, vielleicht auch schon während der Kindheit statt, besteht die Wahrscheinlichkeit, dass das Rettungsdienstpersonal Vorurteile gegenüber allen Türken entwickelt hat. Diese Tatsache könnte automatisch eine weitere Barriere in der Kommunikation und Behandlung entstehen lassen. Daraus kann geschlossen werden, dass das Rettungsdienstpersonal keine voreiligen Vorurteile gegenüber Patienten haben darf, ob es ihm einfach fällt oder nicht. Ansonsten besteht die Gefahr, dass die Behandlung automatisch im negativen Sinne beeinflusst wird. (28)

Ein weiteres Beispiel stellen Asylheime dar. Durch die steigende Anzahl an Migranten und Asylsuchenden, entstehen immer mehr Asylheime. Findet ein Einsatz in solch einem Heim statt, beginnt bereits das Kopfkino auf dem Weg zum Einsatzort. Dasselbe Phänomen entsteht bei Einsatzsituationen mit Kindern. Wird über Funk oder andere Mittel ein Notfall mit einem Kind empfangen, wird häufig vom Schlimmsten ausgegangen. Ein Kind stellt ebenso eine seltene als auch eine oft komplizierte Notfallsituation aufgrund eines Mangels an Kenntnissen über pädiatrische Notfälle dar, welche die Behandlung, auch aus Angst etwas Falsches zu tun und dem Kind damit zu schaden, erschweren können. Diese werden genauso kategorisiert wie Notfälle mit Muslimen.

5.2 Kommunikation

Mittlerweile erlebt jeder Rettungsdienstmitarbeiter mindestens einmal in seiner Karriere einen Einsatz, bei dem er vor einem Patienten steht und beide einfach nur sprachlos sind. Der Grund liegt nicht an der Schwere der Erkrankung oder Verletzung, auch nicht an der Wohnsituation, sondern an der Kommunikation: Der Rettungsdienstmitarbeiter und der Patient sprechen nicht dieselbe Sprache. Dies ist problematisch, da Kommunikation ein wichtiges Glied in der medizinischen Versorgung darstellt. Ohne diese findet keine Anamnese und somit keine richtige Therapie statt. Im schlimmsten Falle ist weder ein Familienmitglied welches deutsch spricht noch ein Dolmetscher vorhanden. So befindet sich das Fachpersonal in einer Zwickmühle.

Nicht nur der Mangel an allgemeinen Deutschkenntnissen ist ein Problem. Ebenso Sprachkenntnisse im Bereich Gesundheit, Intimität oder Schamgefühl sind kaum bis gar nicht vorhanden. Es besteht nicht immer die Möglichkeit auszudrücken, welche Beschwerden vorliegen. Im Rettungsdienst sind ähnliche Situationen vorzufinden. Einem Patienten oder dessen Angehörigen zu erklären, wieso das gewünschte Krankenhaus nicht angefahren werden kann und sie trotzdem während der Fahrt ständig fragen wieso es wohin geht, ist nur eines von vielen Szenarien. Somit besteht einerseits ein Problem des Verständnisses, andererseits ein Problem des Ausdrucks auf Seiten der Rettungsdienstmitarbeiter. (29)

Im medizinischen Alltag sind viele Methoden zu finden, die eine Kommunikation mehr oder weniger ermöglichen. Eine Möglichkeit stellt etwa die „Kommunikation durch Dritte" dar. Ob nun Kollegen, Verwandte oder Freunde des Patienten, alles ist besser als keine Kommunikation und ist in vielen Fällen hilfreich. Im Krankenhaus, zum Beispiel in der Notaufnahme, arbeiten immer häufiger Menschen mit Migrationshintergrund, die in solchen Fällen kurz nach Eintreffen gerufen werden können. Die Rolle des Dolmetschers kann jedoch auch in vielen Fällen problematisch werden. Es besteht die Gefahr, dass allgemein die Anwesenheit einer weiteren Person, ob nun bekannt oder fremd, den Inhalt der Kommunikation beeinflussen kann. Weitere Aspekte zur Beeinflussung werden in folgender Tabelle dargestellt. (30)

individuelle Faktoren	äußere Faktoren
eigene Erfahrungen	Umgebung (Ort Zeit, Situation)
Ziel der Unterhaltung	Anlass des Gesprächs
Selbstwertgefühl	weitere anwesende Personen
Beziehung zum Gesprächspartner	horizontale/ vertikale Kommunikation
Rollenklarheit	
automatische Abwehrreaktionen	

Abbildung 6: Einflussgrößen auf die Kommunikation (Quelle: Darstellung in Anlehnung an Thewes, 2010)

Die Anwesenheit einer dritten Person kann aus verschiedenen Gründen z. B. aus Schamgefühl oder Intimität das Verhältnis zwischen Patient und Fachpersonal erschweren. Private Probleme oder Probleme im gynäkologischen Bereich in Anwesenheit von Männern und zusätzlich männlichen Dolmetschern sind weitere Einflussfaktoren für eine schlechte Kommunikation, da sich muslimische Frauen schämen könnten und sich aus diesem Grund nicht trauen, wichtige Informationen preiszugeben. Somit spielt die Auswahl des Geschlechts des Dolmetschers oft eine essenzielle Rolle.

Ein weiterer Aspekt liegt in der Weiterleitung der Information. Kommunikation besteht aus einem Sender, einer Information und einem Empfänger. Wird eine weitere Person dazwischen gestellt, besteht die Wahrscheinlichkeit, dass die Information falsch oder lückenhaft, etwa durch Schwierigkeiten in der Übersetzung, weitergegeben wird.

Ein weiteres Problem bei fremden Dolmetschern besteht in der Vertrauensbasis. Der Patient muss sich nicht nur einem fremden Arzt bzw. fremden Rettungsdienstlern offenbaren, sondern auch einer dritten und fremden Person. Daraus folgt, dass zwischen ihnen erst eine gewisse Kommunikation zur Annäherung und somit zur Herstellung des Vertrauens bestehen muss. In Notfallsituationen ist die Zeit hierfür häufig nicht gegeben.

Bei Bekannten oder Verwandten als Dolmetscher sind Schamgefühl und Vertrauen weniger von Bedeutung. In diesen Fällen besteht die Gefahr, dass sie mit dem Patienten mitleiden und nicht mehr neutral agieren. Sie sind oft lauter als die Patienten selbst und ihre Emotionen könnten die Übersetzungen stark beeinflussen. Ein weiteres Problem stellt die Autorität zwischen einzelnen Familienmitgliedern dar, gerade im Bereich der Frauen und gynäkologischen Notfällen. Steht der Vater einer jungen Frau neben ihr, traut sie sich nicht die Wahrheit über Geschehenes zu erzählen aus Angst vor Ärger bis hin zum Ausschluss aus der Familie.

Ein weiterer häufig zu beobachtender Fall ist das Nutzen von Kindern als Dolmetscher, da deren Deutschkenntnisse meistens besser sind als die der älteren Generationen. Dies hängt von der Dauer des Aufenthalts in Deutschland ab. Der Einsatz von Kindern, gerade von jüngeren, bringt gewisse Gefahren mit sich. Spezielle Notfallsituationen wie Suizidversuche oder andere psychische Erkrankungen stellen für das Rettungsdienstpersonal selbst seelisch nicht selten eine Herausforderung dar. Das Miteinbeziehen von Kindern sollte vorsichtig und mit viel Sorgfalt überdacht und berücksichtig werden, da sie sonst selbst zum Patienten werden könnten.

In Notfallsituationen bei der die Zeit drängt, kann nicht immer auf alle bzw. alles Rücksicht genommen werden. (31)

5.3 Schamgefühl und Intimität

Im Unterschied zu anderen Religionen besteht im Islam ein anderes Verständnis und eine andere Wahrnehmung vom menschlichen Körper und Geist. Dazu gehört auch das Thema Schamgefühl und Intimität. Die Toleranzgrenze ist hier deutlich niedriger als bei anderen. Während es für nicht-Muslime normal ist, sich freizügig zu bekleiden, gehört es für Muslime zur Pflicht, gerade bei Frauen, seinen Körper zum Schutz vor Blicken zu bedecken. Bis auf Hände, Füße und Gesicht ist es Frauen nicht erlaubt, sich öffentlich weiter zu offenbaren. Bei Männern hingegen besteht keine Pflicht in der Bedeckung des gesamten Körpers, sondern nur in der Bedeckung des Intimbereichs der von Nabel bis zu den Knien geht. Viele ältere männliche Muslimen halten sich jedoch auch an die volle Bedeckung, da es durch den Koran stets geraten wird.

Ebenso stellen Körperkontakt oder der allgemeine Umgang untereinander ein weiteres komplexes Thema dar. Grundsätzlich ist männlichen sowie weiblichen Muslimen der Körperkontakt strengstens verboten, falls sie untereinander nicht verwandt oder verheiratet sind. Dies stellt im Gesundheitswesen ein ernstes Problem dar, da Patientenkontakt unumgänglich ist. Ob in der Klinik, in der Praxis oder im Rettungsdienst - es sind nicht immer gleichgeschlechtliche Personen im Raum, die den Patienten untersuchen können. Der Krankheitsfall lockert oder setzt im Notfall zwar sämtliche Regeln und Pflichten außer Kraft, kann aber von vielen weiterhin abgelehnt werden. Ein gutes Beispiel für die niedrige Grenze der Intimität stellt der Händedruck dar. Dieser verkörpert (32)

> „... Ehrlichkeit, Vertrauenswürdigkeit und Hilfsbereitschaft..." und kann „für eine muslimische Patientin peinlich und unangenehm sein oder sogar aufdringlich wirken." (33)

Viele Muslime verachten diese Begrüßungsform, für andere Muslime hingegen kann es wiederum eine Beleidigung sein, wenn er nicht durchgeführt wird. Der Händedruck ist die erste Maßnahme, die am Patienten durchgeführt wird und ist der erste Schritt zum Vertrauensaufbau. Im Rettungsdienst sind einem die Patienten meistens fremd und ob dieser einen Händedruck erwartet oder nicht, oder ob er ihn überhaupt tolerieren würde, ist häufig schwer zu beurteilen. Nichtsdestotrotz sollte ein Händedruck angeboten werden, da auf irgendeine Art und Weise eine Annäherung notwendig ist und ein gewisses Vertrauen auch aufgebaut werden muss. Letztendlich liegt es am Patienten, ob er ihn annehmen wird oder nicht. (34)

5.4 Gynäkologische Notfälle

Gynäkologische Einsätze sind aufgrund des Intimitäts- und Schamgefühlsverständnis weder für das Fachpersonal noch für Patientinnen im Rettungsdienst eine angenehme Situation, die oft durch die Anwesenheit einer ganzen Familie nicht besser wird. Eine einfache Blutung im Intimbereich ist allgemein sowohl für eine muslimische als auch für eine nicht-muslimischen Patientin nicht angenehm. Ein gewisses Schamgefühl ist bei beiden vorhanden. Wie bereits beschrieben, stellen Erkrankungsfälle laut islamischen Rechtsprinzipien Ausnahmen dar. Aus diesem Grund lassen viele Patientinnen die Untersuchungen mehr oder weniger zu, ob es sich nun um männliches oder weibliches Fachpersonal handelt.

Im Gegensatz zu den Frauen, könnten ihre Ehemänner mit der Untersuchung ein Problem haben und diese bei ihnen verbieten. Sind zusätzlich Verständigungsprobleme vorhanden, wird die gesamte Situation umso problematischer. Oft werden Angehörige bei solchen Untersuchungen allgemein gebeten, aus Diskretion heraus draußen zu warten. Eine solche Situation kann gerade bei Muslimen zu Problemen und Inakzeptanz führen, weshalb unbedingt darauf geachtet werden sollte, dass mindestens eine weitere weibliche Person bei der Patientin bleibt.

Gynäkologische Notfälle bei Muslimen stellen eine enorme Herausforderung dar. Viele Patientinnen sind bereit, sich in solchen Situationen von alleine zu entblößen andere hingegen weniger. Kompetentes Auftreten und Vertrauen, sowohl zwischen Fachpersonal und Patienten als auch zwischen Fachpersonal und Angehörigen, sind essenziell, um eine solch komplexe Situationen bestmöglich lösen zu können. Nicht nur Schamgefühl und Intimität bei den Patienten selbst sind das Problem, sondern oftmals auch ihre Angehörigen. (35)

5.5 Speisevorschriften und Fastenzeit

Allgemein ist bekannt, dass Muslime spezielle Speisevorschriften haben, an die sie sich halten müssen. Der Verzicht auf Schweinefleisch ist eines der bekanntesten. Jegliche Medikamente, Präparate, Herzklappen oder andere medizinische Arzneien, die aus Schwein gewonnen werden, sind somit verboten. Insulin aus dem Schweinepankreas oder spezielle Gelatine bei Kapseln werden aus diesem Grund von vielen Muslimen abgelehnt. Intrahospital findet diese Regelung mehr Bedeutung als Prähospital. Im Rettungsdienst gibt es selten Medikamente oder Präparate, die aus Schwein gewonnen werden. (36)

Ein weiteres Tabu stellen Alkohol und Arzneien, die Alkohol beinhalten, dar.

Während der Fastenzeit sind, wie oben bereits beschrieben, jegliche Genuss-, Nahrungsmittel und Medikamenten von Sonnenaufgang bis Sonnenuntergang verboten. Eine Ausnahme, die auch bereits erläutert wurde, ist der Verzicht auf Arzneien während Erkrankungen bzw. Notfällen. Strenge Muslime lehnen diese Mittel jedoch selbst im Notfall strengstens ab, andere hingegen brechen, legal nach islamischem Recht, die Regeln. Aus diesem Grund sind soziale Kompetenzen und der saubere Umgang mit Patienten umso wichtiger. Diesen muss bewusst werden, wie wichtig Arzneien in solchen Fällen sind und welche Folgen entstehen können, wenn sie nicht eingenommen werden. (37)

6. Fazit

Die präklinische Behandlung von Muslimen beinhaltet, wie oben bereits beschrieben, diverse Konfliktfelder. Nicht für alle Probleme, beispielsweise im Bereich der Kommunikation, werden immer Lösungen zur Verfügung stehen. Es gibt lediglich bestimmte Ansätze und Lösungsvorschläge, die bei der Behandlung behilflich sein können. Im Unterschied zum klinischen Alltag ist es im Rettungsdienst nicht möglich, interne Dolmetscherdienste zu etablieren Auch das Erlernen oder Beherrschen von Fremdsprachen, bis auf Englisch, kann vom Personal nicht verlangt werden. In Deutschland gibt es Projekte wie „Sprache und Kultur" in Osnabrück, die sich mit der Gesundheitsversorgung von Flüchtlingen beschäftigen und ihnen spezielle Mediatorenschulungen anbieten. Diese sollen ihnen sowohl allgemeine Deutschkenntnisse vermitteln w e auch Fachsprache im Bereich des Gesundheits- und des Sozialwesens, um ihnen letztendlich die Möglichkeit zu geben, Fachkräfte für Kommunikation im Bereich der Gesundheits- und Sozialversorgung zu werden. Für das Gesundheitswesen und den Rettungsdienst wird dies erst interessant, sobald solches Personal in öffentlichen Gesundheitseinrichtungen bis hin zu Gesundheitsämtern tätig wird, um die muslimische, nicht-deutschsprachige Bevölkerung über sowohl das deutsche Gesundheits- und Krankheitsverständnis als auch über die Funktionalität des deutschen Gesundheitssystems aufzuklären. Somit werden Konfliktbereiche wie Mangel an Wissen über das System und Kommunikation verringert. (38)

Das Aufklären der muslimischen nicht-deutschsprachigen Bevölkerung ist ein aufwendiger und langwieriger Prozess und wird immer Probleme beinhalten, da die Anzahl an Migranten und Flüchtlingen stetig zunimmt. Aus diesem Grund wäre die Bildung von interkultureller Kompetenz beim medizinischen Fachpersonal umso wichtiger. Berufsschulen oder Berufsfachschulen, die Rettungsdienstpersonal ausbilden, haben mit allen anderen Schulen ein gemeinsames Ziel: die Bildung von speziellen Berufskompetenzen. Dazu gehören Fach-, Methoden-, Personal- und Sozialkompetenz. Kompetenzen von Lehrkräften an Berufsschulen beinhalten zusätzlich dazu Innovationskompetenzen und als Grundvoraussetzung eine menschenzugewandte Grundeinstellung. Interkulturelle Kompetenzen, wie zum Beispiel allgemeine Kenntnisse über andere Kulturen und das Erlernen von verschiedenen Umgangsarten bei Patienten mit Migrationshintergrund, wären einige Punkte, die mit allen anderen in die Ausbildung von Rettungsdienstpersonal integriert werden könnten. (39) Zurzeit besteht im Rettungsdienst eine Umstrukturierung der Ausbildung von Notfallsanitätern. Jetzt wäre demnach der beste Moment, das Thema interkulturelle Kompetenz zu präsentieren, damit die Möglichkeit besteht, dieses in die Ausbildung zu integrieren.

Letzten Endes gilt im Rettungsdienst das wichtigste islamische Rechtsprinzip:

„ Die Notlage macht das Verbotene erlaubt." (40)

Die Patienten werden im Notfall nahezu sämtliche Formen von Behandlungen und ordentlichen Umgang tolerieren, ob nun während der Fastenzeit oder der Gebetszeit, spätestens, wenn die Angehörigen sie dazu zwingen, da diese sich große Sorgen machen. Im Fall von Bewusstlosigkeit wird der Patient nach seiner mutmaßlichen Einwilligung behandelt.

Die oben genannten sowohl interkulturellen als auch ethischen Aspekte und die intensive Auseinandersetzung im Kapitel „Allgemeines zum Islam" dienen lediglich zu einem besseren Verständnis von Muslimen und als Hilfestellung in komplexen Einsatzsituationen. Es ist sinnvoll, ausreichende Kenntnisse über ihre Religion und Kultur zu erwerben, um ihre „für uns" vielleicht fremd erscheinenden Handlungen nachvollziehen zu können.

7. Anmerkungsverzeichnis

1 = Vgl. Duden-Online, Begriff „Interkulturell";
http://www.duden.de/rechtschreibung/interkulturell (Zugriff am 10.01.2015)

2 = Vgl. Duden-Online, Begriff „Interkulturalität";
http://www.duden.de/rechtschreibung/Interkulturalitaet (Zugriff am 10.01.2015)

3 = Vgl. Duden-Online, Begriff „Ethik";
http://www.duden.de/rechtschreibung/Ethik (Zugriff am 10.01.2015)

4 = Vgl. Robert Koch Institut (Hrsg.), 2008

5 = Statistische Bundesamt (Hrsg.)., 2014, S. 1

6 = Vgl. Statistische Bundesamt (Hrsg.), 2014

7 = Vgl. Ilkilic I., 2006 (1)

8 = Vgl. Halm H,: 2014

9 = Vgl. Ilkilic I., 2006 (2)

10 =Vgl. Halm H.: 2014

11 =Vgl. Khoury A. T; http://de.knowquran.org/koran/ (Zugriff am 20.01.2015)

12 =Dohmann T., 2009, S. 3

13 =Vgl. Dohmann T., 2009

14 =Halm H., 2014, S.10

15 =Vgl. Ilkilic I., 2006 (2)

16 =Vgl. Mertek M., 2014

17 =Mertek M., 2014, S. 53

18 =Vgl. Mertek M., 2014

19 =Vgl. Robert Koch Institut (Hrsg.), 2008 S. 110

20 =Vgl. Robert Koch Institut (Hrsg.), 2008

21 =Vgl. Ilkilic I, 2002

22 =Vgl. Bose A., & Terpstra J, 2012

23 =Vgl. Robert Koch Institut (Hrsg.), 2008

24 =Vgl. Ilkilic I., 2006 (2)

25 =Vgl. Robert Koch Institut (Hrsg.), 2008

26 =Vgl. Dohmann T., 2009

27 =Thomas A.:1996, S. 112

28 =Vgl. Machado C., 2013

29 =Vgl. Robert Koch Institut (Hrsg.), 2008

30 =Vgl. Tewes, 2010

31 =Vgl. Ilkilic I., 2006 (2)

32 =Vgl. Ilkilic I., 2005

33 =Ilkilic I., 2005, S. 44

34 =Vgl. Ilkilic I., 2005

35 =Vgl. Ilkilic I., 2006 (2)

36 =Vgl. Ilkilic I., 2005

37 =Biesinger A., Merkt H., Schweitzer F., 2014

38 =Vgl. Robert Koch Institut (Hrsg.), 2008

39 =Schelten A., 2009

40 =Ilkilic I., 2006 (1), S. 2-3

8. Literaturverzeichnis

Biesinger A., Merkt H., Schweitzer F.(Hrsg.), Interreligiöse Kompetenz in der Pflege: Pädagogische Ansätze, theoretische Perspektiven und empirische Befunde, Waxmann Verlag, Münster, 2014

Bose A., Terpstra J., Muslimische Patienten pflegen, Vorstellungen über Krankheit und Gesundheit in islamischen Kulturen, Springer, Berlin, 2012

Bundesamt für Migration und Flüchtlinge (Hrsg.), Aktuelle Zahlen zu Asyl 2016; https://www.bamf.de/SharedDocs/Anlagen/DE/Downloads/Infothek/Statistik/Asyl/stati stik-anlage-teil-4-aktuelle-zahlen-zu-asyl.pdf%3F__blob%3DpublicationFile (Zugriff am 11.05.2016), Wiesbaden, 2016

Bundesamt für Migration und Flüchtlinge (Hrsg.), Aktuelle Zahlen zu Asyl 2016; http://www.bamf.de/SharedDocs/Anlagen/DE/Downloads/Infothek/Statistik/Asyl/aktue lle-zahlen-zu-asyl-dezember-2016.pdf?__blob=publicationFile (Zugriff: 09.06.2017), Wiesbaden, 2016

Dohmann T., Das Krankheitsverständnis im Islam und daraus resultierendes pflegerisches Handeln, GRIN Verlag GmbH, Norderstedt, 2009

Ilkilic I., Der muslimische Patient: Medizinethische Aspekte des muslimischen Krankheitsverständnisses in einer wertpluralen Gesellschaft, Deutsche Medizinische Wochenzeitschrift, 132: 1587–1590 LIT, Thieme Verlag, Münster u.a., 2002

Ilkilic I., Gesundheits- und Krankheitsverständnis der Muslime als Herausforderung für das deutsche Rechtswesen. In: Globalisierung in der Medizin: Der Einbruch der Kulturen in das deutsche Gesundheitswesen, Springer Verlag, Heidelberg, 2005

Ilkilic I., Das Muslimische Krankheits- und Gesundheitsverständnis und ihre medizinethische Implikation in einer wertpluralen Gesellschaft; http://www2.ekir.de/duesseldorf/esta/Ilkilic_Musl-Gesundheitsverst.pdf (Zugriff am 20.02.2015); Vortrag vom 18.02.2006 im Evangelischen Krankenhaus, Düsseldorf, 2006 (1)

Ilkilic I., Begegnung und Umgang mit muslimischen Patienten: Eine Handreichung für die Gesundheitsberufe, Ruhr-Universität, Zentrum für Medizinische Ethik, Bochum, 2006 (2)

Halm H., Der Islam: Geschichte und Gegenwart, C- H. Beck Wissen, Band 2145, Verlag C.H.Beck, München, 2014

Khoury A. T, Koran; http://de.knowquran.org/koran/ (Zugriff am 20.01.2015)

Mertek M., Der İslam: Glaube Leben Geschichte, Verlag Işık Yayıncılık Ticaret, Istanbul, 2014

Machado C., Patienten aus fremden Kulturen im Notarzt- und Rettungsdienst: Fallbeispiele und Praxistipps, Springer, Heidelberg, 2013

Robert Koch Institut (Hrsg.), Schwerpunktbericht der Gesundheitsberichterstattung des Bundes: Migration und Gesundheit, Berlin, 2008

Schelten A., Begriffe und Konzepte der berufspädagogischen Fachsprache, Franz Steiner Verlag, Stuttgart, 2009

Statistisches Bundesamt (Hrsg.), Mikrozensus 2013: 16,5 Millionen Menschen mit Migrationshintergrund, Pressemitteilung vom 14. November 2014 – 402/14, Wiesbaden, 2014

Statistisches Bundesamt (Hrsg.), Bevölkerung und Erwerbstätigkeit; https://www.destatis.de/DE/Publikationen/Thematisch/Bevoelkerung/Wanderungen/v orlaeufigeWanderungen5127101157004.pdf?__blob=publicationFile (Zugriff am 20.02.2015); Wiesbaden, 2015

Tewes R., Wie bitte? Kommunikation in Gesundheitsberufen mit 14 Abbildungen, Springer Verlag, Dresden, 2010

Thomas A. (Hrsg.), „Analyse der Handlungswirksamkeit von Kulturstandards" In: Psychologie interkulturellen Handelns, Verlag für Psychologie Hogrefe, Göttingen, 1996